NOTICE MÉDICALE

SUR L'EAU

DE LA FONTAINE DE BOURRASSOL,

LUE DANS LA SÉANCE DE LA SOCIÉTÉ DE MÉDECINE DE TOULOUSE,
LE 15 JUILLET 1824;

PAR M. CONTÉ,

L'UN DE SES MEMBRES RÉSIDANS, DOCTEUR DE LA FACULTÉ DE
MÉDECINE DE MONTPELLIER, CORRESPONDANT DE LA SOCIÉTÉ
MÉDICALE D'ÉMULATION DE PARIS, etc.

TOULOUSE, IMPRIMERIE DE BENICHET AINÉ, RUE
DE LA POMME, N.° 22.

NOTICE MÉDICALE

SUR L'EAU

DE LA FONTAINE DE BOURRASSOL.

> L'amour de la vérité est le seul motif
> qui doit guider le médecin.

Depuis deux mois environ, l'eau de la fontaine de Bourrassol occupe à la fois les chimistes, les médecins et le peuple. Celui-ci s'y porte en foule pour satisfaire sa curiosité et pour se guérir ou se préserver des maladies qu'il n'a peut-être pas. Les chimistes ont travaillé, ils ont fait leur devoir. Le peuple a vu la fontaine et a bu de son eau. Les médecins à leur tour vont remplir leur tâche, en dissipant l'incertitude qu'a laissée le travail de ces derniers dans l'esprit de tout le monde, et en indiquant les avantages et les inconvéniens que l'on peut retirer de l'emploi de cette eau; à eux appartient seulement le droit de prononcer sur son utilité ou sur les accidens qu'elle peut occasionner.

Les premiers chimistes qui se sont occupés d'en faire connaître les principes minéralisateurs, y ont découvert ceux qui caractérisent une eau minérale ferrugineuse. Sur la foi de leurs écrits, des médecins en ont ordonné l'usage, et voici quelques-unes de leurs observations; je ne puis en donner dans cette notice que la substance, me réservant de les faire connaître en détail dans un autre mémoire.

Première observation. M. B......, était atteint depuis plusieurs années de nausées, de vomissemens de matières glaireuses qui lui occasionnaient une pesanteur à la région épigastrique et lui rendaient la digestion extrêmement pénible. Combattue inutilement par les moyens thérapeutiques convenables, cette maladie a été dissipée par l'usage de l'eau de Bourrassol, prise à la source, le matin à jeun.

Deuxième observation. Mlle G..... est atteinte, à la suite d'une fièvre quarte, d'un engorgement à la rate et d'une suppression du flux menstruel. Divers moyens thérapeutiques analogues à la cause qui avait provoqué ces accidens, ne pouvaient les faire disparaître ; l'usage de l'eau de Bourrassol qu'elle boit à la source depuis vingt jours, a fait diminuer sensiblement cet engorgement et reparaître le flux menstruel, le 8 de ce mois.

Troisième observation. Un enfant du nommé M....., âgé de trois ans, était atteint depuis un an d'un engorgement dans les viscères abdominaux, et principalement dans les glandes du mesentère ; l'usage de l'eau de Bourrassol pendant deux mois a fait disparaître cet état pathologique et un œdème fixé aux extrémités inférieures.

Quatrième observation. Mlle L..... était depuis dix-huit mois atteinte d'une l'euchorrée et d'une suppression des menstrues ; des coliques violentes fixées dans la région hypogastrique, s'étendant ensuite sur toutes les extrémités, rendaient sa position excessivement alarmante ; l'eau de Bourrassol, prise pendant vingt-un jours, le matin à la source, a fait disparaître ces douleurs et la l'euchorrée. Les signes de la menstruation se sont manifestés le 12 du courant à huit heures du matin.

Cinquième observation. La dame B ...., femme d'un maître cordonnier, a été délivrée d'une cardialgie opiniâtre par l'usage de l'eau de Bourrassol.

Sixième observation. La nommée C........, atteinte depuis dix ans environ de vomissemens glaireux, ne se trouve bien que depuis qu'elle fait usage de l'eau de Bourrassol.

Septième observation. La dame O......, atteinte depuis long-temps d'une cardialgie opiniâtre, de vomissemens glaireux contre lesquels elle avait employé l'année dernière les eaux d'Ax et d'Ussat, se trouve très-soulagée depuis le petit nombre de jours qu'elle fait usage des eaux de Bourrassol.

(Ces observations m'ont été communiquées par un praticien répandu de la ville.)

Huitième observation. Mme L........, atteinte depuis trois ans d'une maladie asthénique pour laquelle M. V....... lui avait ordonné les eaux d'Audinac, a fait usage, à l'insue de ce savant chirurgien, des eaux de Bourrassol, et s'en trouve parfaitement bien. Elle a renoncé à son voyage, et se propose d'en instruire notre confrère qui connaît sa maladie; c'est elle-même qui m'a donné ces détails.

Neuvième observation. Le capitaine P...., d'un tempérament nerveux, souffrait depuis un voyage fait sur mer, il y a cinq ans, d'une cardialgie opiniâtre, d'un catarrhe vésical, et fesait difficilement la digestion des alimens; instruit de l'existence de la fontaine de Bourrassol, il s'y transporte, boit de son eau, et s'en trouve très-bien.

Dixième observation. Le nommé G....., âgé de 49 ans, d'un tempérament musculeux, atteint depuis longues années de coliques venteuses extrèmement pénibles, a fait usage de l'eau de Bourrassol dès les premiers jours qu'elle a été connue, et ne souffre plus.

Onzième observation. C....., âgée de trois ans et demi, sujette comme tous les enfans à la présence des vers, menait depuis quelques temps une vie languissante, malgré les moyens thérapeutiques que je mettais en usage. Instruit des propriétés de l'eau de Bourrassol, je me décidai à lui en faire boire, et depuis trois semaines qu'elle en prend, elle s'en trouve très-bien; elle a repris de l'embonpoint, sa gaîté ordinaire et l'appétit qu'elle avait presqu'entièrement perdu.

Douzième observation. M.lle C....., âgée d'environ vingt-deux ans, chlorotique depuis trois années, s'est entièrement rétablie par l'usage de l'eau de Bourrassol; on ne la reconnaît presque plus.

Ces douze observations que je viens de citer en substance, prises indistinctement parmi un grand nombre d'autres analogues, seront rapportées en détail avec toutes les circonstances qui les ont accompagnées, circonstances qui jeteront un grand jour sur l'utilité que l'on peut retirer de l'eau de cette source. Il me suffit pour le moment d'avoir indiqué qu'elle est convenable dans plusieurs maladies et qu'elle se rapproche des eaux ferrugineuses par ses propriétés médicinales, dont la connaissance nous a été dévoilée par les premiers chimistes qui l'ont analysée.

La commission nommée par l'académie royale des sciences, vient de nous faire connaître à son tour son travail, et son analyse est toute opposée à celles qui l'ont précédée. Elle y a trouvé tous les principes qui caractérisent une eau marécageuse, insalubre, pernicieuse. Poussée peut-être trop loin par l'amour du bien public, cette même commission s'est prononcée peut-être aussi trop tôt sur ses propriétés, et n'a pas hésité d'en proscrire l'usage. Cependant, comme sa décision n'est pas sans appel, examinons avec une sévère impartialité sur quoi elle a pu fonder son jugement.

Je supplie la société de m'accorder en ce moment toute son attention et l'indulgence qu'a droit d'en attendre celui qui ne cherche à blesser personne, mais qui fait tous ses efforts pour trouver la vérité.

Parmi les différens principes malfaisans que la commission a découverts dans l'eau de la fontaine de Bourrassol, se trouvent le gaz hydrogène carboné ou carburé, l'ammoniaque , la potasse , le savon, etc.

Le gaz hydrogène carboné est un principe délétère, ont dit MM. les membres de la commission ; c'est lui qui se dégage des matières en putréfaction dans les marais , les vases marécageuses, etc. Tous les chimistes , tous les médecins sont d'accord sur ce point. Mais est-ce à la présence de ce gaz qu'il faut attribuer les maladies qui affligent les habitans des pays marécageux ? Voici la réponse faite à cette question par MM. Fournier et Begin.

« Les chimistes de nos jours ont cherché à déterminer si l'analyse des gaz recueillis dans les marais ne pourrait pas jeter quelque lumière sur la production des maladies qui sont le résultat de l'action des miasmes marécageux ; mais on doit regarder leurs efforts, louables sans doute , comme n'ayant servi en rien à la solution du problème. En effet, la présence de l'hydrogène carboné et phosphoré dans l'air des marais ne rend pas raison des effets observés à la suite de la fréquentation des lieux humides et marécageux , puisque ces gaz respirés dans les laboratoires , ou ne causent aucune altération dans la santé , ou donnent la mort en produisant des phénomènes tout à fait différens de ceux des miasmes putrides ». (Article Marais du Dictionnaire des Sciences Médicales).

Ajoutons à ces paroles celles du savant collaborateur du célèbre *Hallé*, M. Nysten qui, en prenant la manière d'agir des gaz sur l'économie animale pour base de leur classification , les divise en quatre sections, 1.º celle des gaz respirables (l'oxigène); 2.º celle des gaz qui ne nuisent à la respiration que par leur non respirabilité (les gaz azote et protoxide d'azote , les gaz hydrogène et les variétés du gaz hydrogène carboné, le gaz acide carbonique et le gaz oxide de carbone); 3.º celle des gaz irritans (les gaz hydrogène phosphoré , ammoniac

acide sulfureux , acide nitreux , chlore , acide chlo-
reux, acide hydro-chlorique, acide carbo-muriatique ,
acide fluorique silicé , acide fluo-borique et acide
hydriodique) ; 4.° celle des gaz délétères (le gaz
deutoxide d'azote , le gaz hydrogène sulfuré, le gaz
hydrogène arséniqué). Cet auteur dit à la fin de l'article gaz du Dictionnaire des Sciences Médicales :
« Si nous n'avons pas placé, avec la plupart des
physiologistes, les gaz oxide de carbone et hydrogène carboné parmi les gaz délétères , nous en avons
donné la raison , c'est que les accidens qu'ils dé-
terminent, abstraction faite des phénomènes dus à
leur non respirabilité , ne nous ont pas paru assez
graves pour faire ranger ces gaz à côté du deutoxide
d'azote et des gaz hydrogène sulfuré et hydrogène
arséniqué ». M. Nysten , comme vous venez de l'en-
tendre , ne place pas même le gaz hydrogène carboné
parmi les gaz délétères. Mais que nous importe ,
il est toujours impropre à la respiration, donc il est
nuisible , c'est avec raison qu'on l'a dit. Mais la
commission va plus loin et paraît tenir à peu près
ce langage : toutes les eaux qui contiennent du gaz
hydrogène carboné sont insalubres , pernicieuses ,
parce que ce gaz est délétère , impropre à la respiration ; or l'eau de Bourrassol contient de ce gaz,
donc elle est insalubre, pernicieuse. Ce raisonnement
est-il fondé ? je ne le pense pas, Messieurs, en voici
la preuve. Le gaz hydrogène sulfuré , le gaz acide
carbonique sont tout aussi dangereux que le gaz hydrogène carboné , vous conviendrez tous avec moi
de ce fait, ainsi d'après le principe de la commission , toutes les eaux qui contiendront de ces gaz
devront être insalubres , pernicieuses, parce qu'ils
sont délétères, impropres à la respiration ; or les
eaux de Luchon , de Barèges , de Cauterets , de
Seltz , de Spa et autres, contiennent de ces gaz,
donc elles sont insalubres, pernicieuses, mais vous
savez tous le contraire. En effet, elles sont ordon-

nées tous les jours dans les cas où elles conviennent, et elles n'occasionnent pas d'accident.

Si la commission a avancé ce principe, je crois qu'elle a trop porté son attention sur l'état de chacune des substances qu'elle a trouvées dans cette eau et qu'elle ne les a pas considérées assez sous le rapport de leur combinaison dans ce liquide. En y reconnaissant le gaz hydrogène carboné, elle a attribué à l'eau tous les mauvais effets de ce gaz pris isolément dans son état aériforme. Mais autre chose est respirer les gaz délétères tels qu'ils sont, ou boire les liquides dans lesquels ils sont combinés ; c'est comme si l'on me disait qu'il ne faut pas respirer l'air atmosphérique, parce qu'il y a de l'azote et du gaz acide carbonique qui sont impropres à la respiration ; c'est comme si l'on me disait encore que nous ne devons pas faire usage de la bière et des vins mousseux, parce qu'ils contiennent ce dernier principe en quantité.

Je n'insisterai plus sur ce point, car je crois avoir suffisamment démontré que de cela seul que l'eau de Bourrassol contenait de l'hydrogène carboné, la commission ne devait pas prononcer sa proscription. Passons aux autres principes.

L'ammoniaque, la potasse, le savon existent dans cette eau, disent MM. les commissaires ; comme ces substances ne sont pas reconnues dans une source d'eau minérale, la commission a cru devoir tenir à peu près ce langage ; toutes les eaux qui contiennent de l'ammoniaque, de la potasse, du savon, etc., ne sont pas des eaux minérales et doivent être réputées insalubres, pernicieuses ; or l'eau de Bourrassol contient ces substances, donc elle est insalubre ; mais comme elle renferme de plus du gaz hydrogène carboné, elle doit être donc plus pernicieuse encore ; c'est une eau marécageuse, une eau lixivielle. Sans doute elle serait malfaisante cette eau qui réunirait les propriétés de chacun de ces principes, je dirai même qu'elle serait mortelle, si elle avait à la fois toutes les qualités de l'ammoniaque, de la potasse, etc., et les malades seraient condamnés à périr s'ils osaient en boire seulement quelques verres. Mais dans quel état se trouvent ces principes dans l'eau de cette fontaine ? y sont-ils dans leur état de causticité ? y sont-ils isolés ? y sont-ils en abondance ? personne, je pense, n'a pu se l'imaginer, et la commission elle-même est persuadée du contraire; ils y sont combinés avec d'autres substances qui changent leurs propriétés respectives et qui leur en donnent d'autres beaucoup moins délétères que ne le croit la commission, car jusqu'ici il n'est pas parvenu à ma connaissance ni à celle de personne, je ne le pense pas, que cette eau ait occasionné des accidens vraiment graves à cause des principes qui la minéralisent, malgré le peu de soin que les quatre cinquièmes des habitans de la ville ont pris en la buvant; je dirai même qu'il est étonnant que la moitié de ces individus ne soient pas malades et étendus dans leur lit par les imprudences qu'ils ont faites et dont j'ai été quelquefois le témoin, car il en est qui en ont bu jusqu'à trente verres de suite; or, je vous le demande, Messieurs, si cette eau était insalubre, si cette eau était pernicieuse comme l'a avancé la commission, où en seraient tous ceux qui en ont bu plusieurs jours de suite et qui continuent encore d'en boire ? heureusement pour eux que la nature, en combinant le gaz hydrogène carboné avec l'ammoniaque, la potasse, le savon, le fer et autres principes, les a si bien mêlangés dans cette eau qu'elle en a fait un composé qui n'effrayera bientôt personne, pas même la commission.

Si d'un côté nous remarquons encore que les préparations d'ammoniaque, de potasse, le savon, sont employés tous les jours en médecine à des doses beaucoup plus fortes qu'on ne les observe dans cette eau, pourquoi bannirions-nous de l'usage médical ce liquide que la nature elle-même a préparé? Eh qu'aurait dit la commission si elle y avait trouvé des substances qui ne sont pas même employées par les médecins! aurait-elle eu raison de l'appeler insalubre? Non, Messieurs, elle se serait encore trompée en la qualifiant ainsi, car l'expérience nous prouve tout le contraire. En effet, les sulfates de chaux, de manganèse, de fer et autres, ne sont pas usités, et cependant on les trouve dans des eaux minérales qui certainement jouissent d'une réputation méritée. Personne, je crois, ne révoquera en doute l'utilité de celles de Cransac où le célèbre Vauquelin a découvert ces substances. Eh! qu'aurait dit encore la commission si elle eût été appelée à faire l'analyse de l'au d'un ruisseau surnommé le *Puant*, qui sort d'entre les pièces de bois du pilotis d'un étang? je veux parler des eaux d'Enghien ou Montmorency, qui contiennent en abondance du sulfate de chaux. Ce même principe n'existe-t-il pas encore en grande quantité dans l'eau de la fontaine de Sainte-Quiterie, analysée par un des membres de la commission? Sur cent trente-cinq grains de résidu fourni par dix livres de cette eau soumise à l'évaporation, l'auteur y trouve soixante-trois grains de sulfate de chaux, c'est presque, comme vous le voyez, la moitié du produit. En est-elle pour cela moins réputée minérale?

Si d'un autre côté nous observons que la médecine emploie sous toutes les formes des substances plus dangereuses encore que l'ammoniaque, la potasse, que dira la Commission? que dira-t-elle de l'usage journalier des poisons les plus actifs? du sublimé corrosif, de l'émétique, de l'acide hydrocyanique, par exemple, de cet acide si dangereux sur lequel M. Heller vient de fixer plus particulièrement l'attention des praticiens? que dira-t-elle de l'arseniate de soude dont M. Fodéré s'est servi après le doc-

teur Sallin, dans les fièvres des pays marécageux ?
dira-t-elle qu'il ne faut pas employer de telles substances parce qu'elles sont de vrais poisons ? Je suis
bien persuadé qu'elle ne tiendra pas ce langage.

L'eau de la fontaine de Bourrassol, dit la Commission, est une eau marécageuse, lixivielle, parce
qu'elle vient d'un marais entretenu à son tour par
les fontaines où on lave du linge tous les jours. En
supposant vraie cette proposition, qui est loin d'être
démontrée, quoique les apparences parlent en sa fa-
veur, peut-on appeler marais cette nappe d'eau qui est
située devant la maison ? Ce n'est pas à croire, car
cette eau se renouvelle presque toutes les vingt-quatre
heures, sert de boisson journalière au bétail de M.
Godinho, et jamais il ne s'est aperçu de la moindre
maladie survenue à ses bœufs nombreux à cause de
de cette boisson, et vous savez tous, Messieurs,
combien ces animaux sont délicats. Enfin la preuve
la plus convaincante est celle-ci : vous connaissez
les dangers auxquels sont exposés les habitans des
bords des marais, ce sont les fièvres intermittentes,
celles de mauvais caractère, les engorgemens des
viscères abdominaux, les hydropisies, etc. qui les affligent, et la mort qui vient les moissonner au milieu
même de leur carrière lorsqu'ils auraient pu vivre
plus long-temps dans des lieux mieux disposés. A
Bourrassol c'est tout l'opposé : sur les bords de
ce prétendu marais, on arrive même jusqu'à cent
ans sans avoir éprouvé à peine de maladies ; le père
du propriétaire actuel y a vécu quatre-vingt-dix ans ;
un domestique qui vit encore va atteindre sa cen-
tième année ; enfin il n'existe presque jamais de ma-
lade dans ce quartier si *malsain*, comme on le
prétend, car dans l'espace de soixante ans il n'est
mort que deux individus (les maîtres du domaine)
quoique habité par un grand nombre de personnes.
Que conclure de là ? dira-t-on que c'est un marais ?
Oui, j'avoue que c'est un marais qui donne la santé,

au lieu d'occasionner des maladies comme les autres.
Ce langage est-il soutenable?

On a dit encore que les eaux venant de cet endroit par infiltration, rencontraient le fer dans les fondemens de la maison et entretenaient la source. Ceci est loin encore d'être démontré, car d'après les renseignemens que j'ai pris, la source coule sur un terrein ferrugineux de l'Ouest à l'Est, ou pour mieux dire, du Sud-Ouest au Nord-Est, tandis que celles qui entretiennent la nappe d'eau coulent du Sud et du Sud-Est. En supposant même que ce que la Commission nous dit soit vrai, que nous importe au fonds le lieu d'où naît la source pourvu que l'eau en sortant soit minéralisée? Les eaux d'Enghien, comme je l'ai déjà dit, ne viennent-elles pas d'un ruisseau surnommé *le Puant*, qui sort d'entre les pièces de bois du pilotis d'un étang? En sont-elles moins bonnes, moins minérales pour cela? Certes leur réputation méritée prouve tout le contraire.

En raisonnant toujours d'après l'analyse faite par MM. les Commissaires de l'académie, et en supposant que tous les chimistes se soient trompés, continuerons-nous encore d'appeler cette eau marécageuse, insalubre, pernicieuse? Dirons-nous qu'il faut en proscrire l'usage? Non, me répondrez-vous, nous devons plutôt nous réjouir d'une semblable découverte, découverte inouie jusqu'à ce jour; une eau qui contient tant de principes délétères, *d'après la Commission*, et qui jouit néanmoins de véritables propriétés médicinales, est un vrai phénomène en histoire naturelle. Étudiez-là d'une manière toute particulière, vous médecins, nous dira-t-on, examinez quelle peut être sur l'économie animale l'influence du gaz hydrogène carboné ainsi combiné dans l'eau; de ce principe uni avec l'ammoniaque, la potasse, le savon, le fer, etc., de ce principe considéré jusqu'à ce jour comme l'agent mortifère des pays ma-

récageux, peut-être vous parviendrez à faire des dé-
couvertes utiles pour les malheureux habitans des
bords des marais ; peut-être vous arracherez encore
à une maladie réputée incurable l'individu qui en
est atteint; peut-être vous prolongerez l'existence
d'un père utile encore à sa famille, d'un fils qui
fait le bonheur de ceux qui lui ont donné le jour,
d'un magistrat qui ne veut que le bien de ses admi-
nistrés, d'un savant enfin qui se sacrifie pour le
monde entier.

Voilà, Messieurs, le langage que l'on est en droit
de nous tenir, à nous médecins, ces sentinelles que
la société place de distance en distance pour la pré-
venir de ce qui peut lui être utile et la préserver
de ce qui pourrait porter atteinte à sa santé. Ainsi,
au lieu de proscrire l'usage de cette eau, comme l'a
proposé la Commission, faites parler toutes les bou-
ches de la renommée, faites-leur dire qu'il existe
à un pas de la ville une eau ferrugineuse qui est
utile dans les maladies asthéniques, dans les engorgemens des viscères du bas-ventre, dans les dys-
pepsies, dans les vomissemens glaireux et autres
affections morbides, comme le prouvent les observations que j'ai rapportées, alors vous verrez les étran-
gers venir en foule dans notre cité, la rendre floris-
sante et échanger leur or pour leur santé.

Je n'insisterai plus, Messieurs, sur les preuves
que je pourrais vous donner encore pour vous faire
sentir l'utilité que l'on peut retirer de cette eau ; je
crois vous avoir suffisamment démontré que quelle
que soit l'opinion des chimistes à cet égard, les médecins ne doivent pas manquer de l'ordonner dans les
maladies asthéniques ; et qu'en supposant que les
principes reconnus par la Commission existassent
tels dans cette eau, ce qui n'est pas prouvé, les
médecins de Toulouse devraient se féliciter d'avoir
l'occasion d'observer les premiers, les effets que
pourra produire sur l'économie animale le gaz hydro-

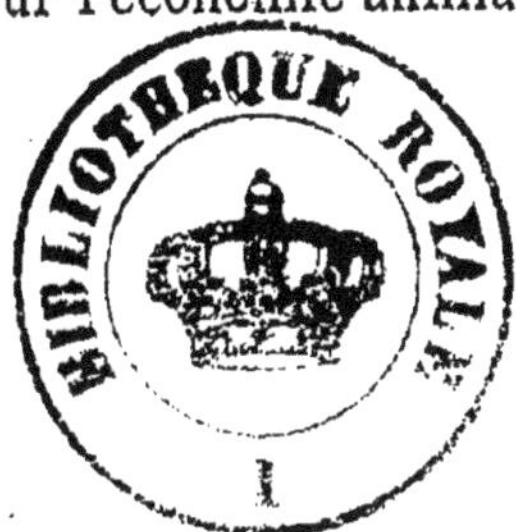

gène carboné combiné dans l'eau avec l'ammoniaque,
la potasse, le savon, le fer et les autres principes
qu'elle renferme.